Intermittierendes Fasten

Gesund abnehmen mit Intervallfasten. Die
besten Methoden für Anfänger. Der Weg in
ein schlankes und gesundes Leben.

Dirk Bald
1. Auflage 2018

Haftungsausschluss

Der Inhalt dieses Buches wurde mit großer Sorgfalt geprüft und erstellt. Für die Vollständigkeit, Richtigkeit und Aktualität der Inhalte kann jedoch keine Garantie oder Gewähr übernommen werden. Der Inhalt dieses Buches repräsentieren die persönliche Erfahrung und Meinung des Autors und dient nur dem Unterhaltungszweck. Der Inhalt sollte nicht mit medizinischer Hilfe verwechselt werden. Es wird keine juristische Verantwortung oder Haftung für Schäden übernommen, die durch kontraproduktive Ausübung oder durch Fehler des Lesers entstehen.

Es kann auch keine Garantie für Erfolg übernommen werden. Der Autor übernimmt daher keine Verantwortung für das Nicht-Erreichen der im Buch beschriebenen Ziele. Dieses Buch enthält Links zu anderen Webseiten. Auf den Inhalt dieser Webseiten haben wir keinen Einfluss. Deshalb kann auf diesen Inhalt auch keine Gewähr übernommen werden. Die verlinkten Seiten wurden zum Zeitpunkt der Verlinkung auf mögliche Rechtsverstöße überprüft. Für die Inhalte der verlinkten Seiten ist aber der jeweilige Anbieter oder Betreiber der Seiten verantwortlich. Rechtswidrige Inhalte konnten zum Zeitpunkt der Verlinkung nicht festgestellt werden.

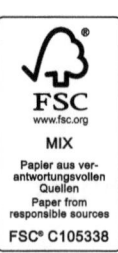

Bibliografische Information der Deutschen Nationalbibliothek: Die Deutsche Nationalbibliothek verzeichnet diese Publikation in der Deutschen Nationalbibliografie; detaillierte bibliografische Daten sind im Internet über dnb.dnb.de abrufbar.

© Dirk Bald 2018
Herstellung Verlag:
BoD - Books on Demand, Norderstedt

ISBN: 978-3-7481-3860-0

Inhaltsverzeichnis

Vorwort

Als Fitness- und Ernährungsberater beschäftige ich mich schon seit langem und leidenschaftlich gerne mit den verschiedensten Ernährungsformen, Diäten und Möglichkeiten, gesund zu essen, zu leben und abzunehmen.

Oftmals probiere ich sogar die verschiedensten Methoden aus, um am eigenen Körper zu erleben, ob die neuesten Ernährungstrends halten, was sie versprechen.

Da ist es bei der Vielzahl an neuen modernen Trends nicht gerade einfach, sich an die positiven Auswirkungen zu erinnern, die man verspürt hat.Im Gegenteil ist es bei vielen Diäten sogar so, dass eine Kombination aus gesundem Leben und nachhaltigem Abnehmen nur recht schwierig und aufwändig umzusetzen ist. Sehr oft kann man nach dem Ende einer Diät den gefürchteten und frustrierenden Jojo-Effekt beobachten.

Das liegt daran, dass bei den meisten Diäten der Stoffwechsel des Körpers verlangsamt wird und der Körper lernt, mit weniger Energie auszukommen. Er lebt quasi auf Sparflamme, baut gleichzeitig alles ab, was nur „unnütze" Energie verbraucht, wie beispielsweise Muskeln.

Das sorgt dann nach dem Ende der Diät meistens für eine böse Überraschung. Isst man dann nämlich wieder normal, lagert der Organismus sofort alle überschüssige Energie als Reserve ein, die wir als lästige Fettpölsterchen an Bauch, Beinen und Po wahrnehmen.Dafür, dass man aufwändige Diäten betreibt, ist das Ergebnis für viele im Endeffekt nicht zufriedenstellend und auch dem Körper tut man damit kaum etwas Gutes.

Außerdem bedenken viele Personen, die eine Diät oder neue Ernährungsform beginnen, nicht, dass nicht jede Methode für jeden Typ Mensch geeignet ist. So viele Organismen, wie es gibt, so unterschiedlich reagieren sie auf die Aufnahme verschiedener Nahrungsmittel und können diese jeweils besser oder schlechter verarbeiten.

Doch es gibt eine Ernährungsweise, die bei mir einen bleibenden Eindruck hinterlassen hat und die ich bis heute noch umsetze.

Es handelt sich dabei um das sogenannte intermittierende Fasten, bei dem weniger auf das „Was" bei der Nahrungsaufnahme geachtet wird, lästiges Kalorien zählen oder die Zubereitung spezieller aufwändiger Nahrungsmittel fällt also weg.

Vielmehr wird eher auf den Zeitraum geachtet, wann man Kalorien zu sich nimmt. Dies ermöglicht es dir, dass du die von deinem Körper bevorzugten und gut verträglichen Nahrungsmittel essen kannst und trotzdem die positiven Effekte des intermittierenden Fastens erleben kannst, solange das, was du isst, einigermaßen ausgewogen und gesund ist.

Und diese Ernährungsweise hat erstaunlicherweise sehr viele positive Wirkungen auf Körper und Seele. Das Hauptaugenmerk richtet sich dabei nicht nur wie bei vielen der anderen Diäten auf den Gewichtsverlust, sondern auch auf eine positive Beeinflussung der Gesundheit.

Ich bin vom intermittierenden Fasten so begeistert gewesen, dass ich es bis heute noch ausführe und das, obwohl ich gar nicht mehr abnehmen möchte. Doch auch das ist ohne weiteres möglich, genauso, wie ich dabei nicht auf meinen regelmäßigen Sport verzichten muss.

Wenn du jetzt neugierig geworden bist und den Schritt in ein gesünderes Leben wagen möchtest, dann lass dich im Folgenden Inspirieren. Erfahre alles Wichtige über das intermittierende Fasten, worum es sich dabei genau handelt, wie es funktioniert, welche Varianten es gibt und wie du am einfachsten in die neue Ernährungsweise einsteigst.

Profitiere auch von einer Vielzahl Tipps und Tricks, die dir garantiert zu einer erfolgreichen Umstellung verhelfen können und lasse dich überraschen, wie leicht du den Fastenrhythmus in deinen Alltag einbauen kannst.

Ziehe den Nutzen aus meinen Fehlern und Erfahrungen beim Umstieg auf das intermittierende Fasten. Du kannst daraus lernen, um noch leichter in dein neues Ernährungssystem einzusteigen und Spaß daran zu haben.

In diesem Sinne wünsche ich dir auch alles Gute, viel Spaß und Erfolg bei der Umstellung deiner Ernährung und dem Eintritt in ein spürbar gesünderes, neues Leben.

Was ist intermittierendes Fasten?

Grundsätzlich kann man festhalten, dass das intermittierende Fasten weder eine Diät noch eine typische Form des Fastens beschreibt. Vielmehr steht der Begriff für eine Ernährungsform, bei der ein bestimmter Essensrhythmus eingehalten werden soll und sich zwei Phasen aus nicht Essen und Nahrungsaufnahme abwechseln.

Daher kommt auch der Begriff intermittierend, der aus dem lateinischen „intermittere" stammt und nichts anderes bedeutet als „unterbrechen" oder „aussetzen". Kurz gesagt wird also die Fastenzeit ausgesetzt, um zu essen.

Weitere geläufige Bezeichnungen für diese spezielle Ernährungsweise sind intermittent fasting oder Intervallfasten.

Doch wenn man dieses System einmal genauer betrachtet, kann man feststellen, dass es überhaupt nicht neuartig ist, im Gegenteil stammt es eigentlich aus längst vergangener Zeit. Aus einer Zeit, in der es Essen noch nicht im Überfluss gab und man, sobald man Hunger hatte in jedem Supermarkt nach Herzenslust einkaufen konnte.

In der Steinzeit war die Nahrungsaufnahme abhängig davon, wie erfolgreich die Jäger und Sammler neue Nahrungsquellen fanden und jagten. Hier war es keine Seltenheit, dass man über einen längeren Zeitraum, oftmals sogar über Tage hinweg kein Essen zu sich nahm, während es an anderen Tagen genug Nahrung gab, um satt zu werden.

Beim intermittierenden Fasten hat man sich genau an diese Zeit zurückerinnert, als es moderne Krankheiten wie Übergewicht, Diabetes oder Krebs noch nicht gab.

In der moderneren Zeit gibt es seit dem Jahr 1943 erste Studien zum Ernährungsrhythmus aus der Steinzeit. Dabei wurden zunächst die ersten Versuche bei Tieren durchgeführt und erst recht spät, ab dem Jahr 2007, auch ausführlichere Studien über den Menschen gemacht.

Bei diesen Untersuchungen wurden auch Zusammenhänge zwischen der Ernährungsweise und den Krankheiten unserer Zeit gesucht. Dabei konnte belegt werden, dass der Verzicht auf Mahlzeiten nicht nur deinen Stoffwechsel in Schwung bringt und deine Fettverbrennung ankurbelt, sondern auch gesundheitlichen

Problemen vorbeugt und damit die Lebenserwartung steigert.

Jedoch ist der recht späte Forschungseinstieg beim Menschen mitunter ein Grund, wieso das intermittierende Fasten in der heutigen Zeit vergleichsweise noch nicht sehr bekannt ist. Ebenso wie die Tatsache, dass viele Menschen, wenn sie gesundheitliche Probleme wie Übergewicht oder Diabetes haben, erst einmal nach Diäten suchen.

Doch genau das ist das Intervallfasten eben nicht: Während der Essensphase darf man nämlich alles zu sich nehmen, worauf man Lust hat, es gibt keine Einschränkungen.

Es ist kein aufwendiges Kalorienzählen notwendig, man muss auch nicht erst herausfinden, welche Nahrungsmittel Kohlenhydrate oder welche Eiweiß enthalten.

Das intermittierende Fasten ist also mehr eine Ernährungsform oder ein Ernährungsrhythmus, der dir festlegt, wann du essen darfst, aber nicht was. Du verzichtest also je nach Intensität des Fastens auf die ein oder andere Mahlzeit, kannst aber weiterhin dein Lieblingsessen genießen. Wenn du dich also vegetarisch, vegan, omnivor oder ketogen usw. ernähren möchtest, ist das kein Problem.

Vielmehr ist es ein Ernährungsrhythmus, der den Stoffwechsel normalisieren und optimieren soll. Dass man dabei zusätzlich auch Gewicht verliert, ist lediglich ein positiver Nebeneffekt.

Für wen ist intermittierendes Fasten geeignet?

Du rätselst, ob du den Schritt wagen sollst, auch mit dem Intervallfasten zu beginnen und doch zweifelst du, ob es das Richtige für dich ist. Das kenne ich – ich stand vor etwa einem halben Jahr vor dem gleichen Problem und ließ mich dann auch von Freunden und Familie verunsichern, denen ich im Gespräch von meinem Plan erzählte.

Fasten ist ungesund! Das schadet auf Dauer doch mehr, als dass es dir nutzt! Weißt du überhaupt, ob das das Richtige für dich ist? Bist du dafür überhaupt geeignet? – das waren nur ein paar der skeptischen Kommentare, die ich zu hören bekam.

Doch trotz der Verunsicherungen recherchierte ich über das Thema und wurde von den gefundenen Informationen davon überzeugt , dass es für mich durchaus sinnvoll ist, das intermittent fasting zu beginnen:

Studien zeigen, dass die modern gewordene Ernährungsform quasi für jeden erwachsenen gesunden Menschen geeignet ist. Bei dieser Formulierung fallen jedoch sofort zwei Begriffe ins Auge:

- Erwachsen: Kinder und Jugendliche befinden sich noch in der Wachstums- und Entwicklungsphase und haben daher einen höheren und regelmäßigen Bedarf an Nährstoffen, als ein ausgewachsener Mensch. Es spricht zwar grundsätzlich nichts dagegen, dass auch Minderjährige das Fasten ausprobieren, von einer strengen, regelmäßigen Durchführung des geänderten Ernährungsrhythmus wird aber abgeraten, um eine gesunde Entwicklung des Kindes nicht zu stören.

- Gesund: Wenn du Intervallfasten umsetzen willst, solltest du gesund sein. Damit ist aber nicht gemeint, dass du eine laufende Nase hast oder der Kopf schmerzt. Vielmehr geht es hierbei um schwere oder chronische Erkrankungen:

  ◦ Menschen mit starkem Untergewicht oder Essstörungen wie Anorexie oder Bulimie beispielsweise sollten keinesfalls Intervallfasten. Die Wahrscheinlichkeit, dass man bei dieser Ernährungsweise noch weiter an Gewicht verliert ist sehr hoch und damit nicht nur ungeeignet, sondern auch gefährlich für Personen mit zu wenig Pfunden auf den Rippen.

○ Insbesondere auch ältere Personen, die möglicherweise schon etwas gebrechlicher sind oder beispielsweise regelmäßig Medikamente einnehmen, sollten vor Beginn des intermittierenden Fastens einen Arzt aufsuchen. Insbesondere kann dieser beurteilen, ob und inwieweit die Umstellung des Ernährungssystems sinnvoll und umsetzbar ist.

○ Bei niedrigem Blutdruck, chronischen Erkrankungen oder Erkrankungen des Stoffwechsels sowie bei Krebspatienten sollte das intermittent fasting ausschließlich unter der Betreuung eines Arztes erfolgen. Insbesondere wenn

Medikamente regelmäßig zu oder nach den Mahlzeiten eingenommen werden sollen, könnte dies ein Ausschlussgrund für das intermittierende Fasten sein. Es könnte aber auch sein, dass eingenommene Medikamente reduziert werden können, da zum Beispiel durch das Intervallfasten der Blutdruck reguliert und die Insulinsensitivität, also die Empfindlichkeit der Zellen gegenüber Insulin, verbessert werden können.

- Unter anderem könnte auch Diabetes ein Ausschlussgrund sein, da hier aufgrund der langen Zeit ohne Essen möglicherweise oft nicht genug Zucker in den Körper aufgenommen wird. Eine Absprache mit einem Arzt ist daher unabdingbar.

- ◦ Menschen mit angeschlagener Psyche sollten ebenfalls bei der Anwendung des Intervallfastens vorsichtig sein und gegebenenfalls mit dem Mediziner ihres Vertrauens sprechen. Gerade die Anfangsphase, wenn der Körper noch nicht an die langen Zeiten ohne Nahrungsaufnahme gewohnt ist, kann das durchaus auch psychisch sehr anstrengend sein.

- Und schließlich gibt es noch eine weitere Ausnahme: Schwangere oder stillende Frauen sollten ebenfalls kein intermittierendes Fasten ausüben, da sie einen erhöhten Nährstoffbedarf haben, da sie ja das Baby noch mitversorgen müssen.

Menschen mit starkem Übergewicht oder die an Adipositas leiden, können zwar ohne Bedenken auf intermittierendes

Fasten umstellen, sollten aber nicht mit einem Wunder rechnen. Vielmehr sollten sie dieses neue Ernährungsmodell zur Unterstützung einer Behandlung verwenden, bei der sie lernen, ihr Essverhalten zu kontrollieren und zu verbessern.

Hier ist möglicherweise eine zusätzliche psychologische Unterstützung erforderlich, bei der die Ursachen für das bisherige negative Essverhalten erforscht und behandelt werden, um die Gefühle nicht mehr durch die Nahrungsaufnahme zu unterdrücken.

Auch können Schulungen zum Thema gesunde Nahrungsmittel und Kochen notwendig sein, denn das Intervallfasten mit der Aufnahme von ungesunden Lebensmitteln während der Essensphase kann auch auf die Dauer sehr ungesund sein.

Doch selbst beim gesunden Menschen gilt, das Fasten nicht zu übertreiben, da auch hier sonst gesundheitlich Probleme oder Mangelerscheinungen entstehen und somit genau das Gegenteil bewirkt wird wie eigentlich erhofft.

Aber bei gesunden Personen kann vom Sportler zum Couchpotato, vom Vollzeit-Berufstätigen bis zum nicht Arbeitenden oder von dem, der ein paar Pfunde verlieren will bis zu dem, der sich etwas Gutes tun und gesünder leben möchte einfach jeder das intermittierende Fasten betreiben.

Wichtig ist nur, dass du auf deinen Körper hörst, frei nach dem Motto „Gut ist, was dir gut tut!"

Wie funktioniert intermittierendes Fasten?

Wie soll das denn gehen, dass schlanke Personen den Essensrhythmus genauso anwenden können wie Menschen mit Gewichtsproblemen oder Sportler, könntest du dich nun wundern.

Nun, das möchte ich dir erklären, denn das ist meiner Meinung nach das Geniale an dieser Essensmethode. Doch dazu ist es zunächst notwendig, zu verstehen, wie das intermittierende Fasten genau funktioniert:

Im Grunde ist es genau so einfach, wie das Fasten selbst. Es handelt sich, wie oben schon erklärt, um einen Ernährungsrhythmus bestehend aus einer

Phase des Fastens und einer Phase des Essens.

Während des Fastens sollten grundsätzlich keine Kalorien aufgenommen werden. In der Zeit wird also nichts gegessen und bei den Getränken muss darauf geachtet werden, dass sie kalorienfrei sind. Wasser, Kaffee, ungesüßte Tees und andere kalorienfreie Getränke sind erlaubt.

Für die Dauer der Essensphase kannst du dann alles genießen und zu dir nehmen, worauf du Lust hast. Du solltest einzig darauf achten, dass du normale Mahlzeiten isst, sprich ein Mittagessen oder ein Abendessen, und nicht ständig und übermäßig.

Keinesfalls solltest du dich überessen und auch wenn es erlaubt ist, alles zu dir zu nehmen, worauf du Lust hast, solltest du dennoch auf gesunde Nahrung achten, da so die positiven Effekte deutlicher spürbar sind.

Grundsätzlich ist jedoch festzuhalten, dass es zwei verschiedene Basis-Methoden gibt, zwischen denen man wählen kann oder die man auch kombinieren kann:

1. Eine Essensphase pro Tag

Je nachdem, welche Ziele du verfolgst, welche Figur du hast und wie schnell du dich an neue Ernährungssituationen gewöhnen kannst, ist diese Methode zumeist besser geeignete, wenn du gerade erst mit dem Intervallfasten anfängst.

Wie der Name schon verrät, fastest du bei dieser Variante fast den ganzen Tag, hast aber täglich ein Zeitfenster von mehreren Stunden, während derer du die

Fastenphase unterbrichst, um zu essen.

Gerade für Einsteiger ist dies oftmals leichter umzusetzen, da gerade zu Beginn der Umstellung des Ernährungssystems der Körper die Essensreduktion nicht gewohnt ist. Magenknurren, Schwächegefühl und schlechte Laune können dann im Zaum gehalten werden, wenn zwischendurch, während der Essensphase, wieder Nahrung aufgenommen wird.

Aber auch für Sportler und Personen ohne Gewichtsprobleme ist diese Methode zu empfehlen, da es hierbei weniger um das Abnehmen, als vielmehr um einen gesünderen Lebensstil geht.

Wichtig zu wissen ist hierbei, dass du nicht notwendigerweise das intermittierende Fasten täglich umsetzen musst. Lege die Fastentage so flexibel ein, wie sie dir guttun. Ich habe beispielsweise mit zwei Tagen pro Woche angefangen, habe also jeden Dienstag und jeden Freitag nur während eines bestimmten Zeitfensters gegessen. Die restliche Woche habe ich mich ganz normal ernährt, so wie ich das sonst auch immer gemacht habe.

Das Wichtigste hierbei ist einfach, dass man sich bei dem was man macht, gut fühlt. Und so ist es auch möglich, dass Übergewichtige, Schlanke und Sportler gleichermaßen Intervallfasten können, da sie einfach die Intensität der Fastentage variieren.

2. Ganze Fastentage

Wer sich an die erste Phase gewöhnt hat, von Haus aus keine Probleme hat, auf Nahrung eine Zeit lang zu verzichten oder zügig abnehmen möchte, der kann gleich die Variante wählen, bei der man

tageweise, also über einen Zeitraum von 24 Stunden auf Nahrung verzichtet.
Die intensivste dieser Varianten ist, dass man im 24-Stunden-Takt wechselt zwischen Fasten und Essen, sprich nur jeden zweiten Tag etwas isst. Allerdings werden meistens nur ein bis zwei Fastentage pro Woche eingelegt.
Dabei kann man natürlich während der Essensphase so viel zu sich nehmen, wie man möchte, sollte aber auch hier versuchen, normale Mahlzeiten zu sich zu nehmen. Während der Fastentage ist es wichtig und notwendig, viel zu trinken, allerdings nur Wasser, Kaffee und ungesüßte Tees.

Wenn du eine schnelle Gewichtsreduktion erzielen möchtest, sollte du die Fastentage in recht kurzen Abständen einlegen, also beispielsweise jeden dritten Tag (zwei Tage Essen, ein Tag fasten).

So ist das gewünschte Ziel am schnellsten erreichbar, insbesondere wenn du dann noch ein bisschen darauf achtest, was du isst und beispielsweise ungesunde Fertigprodukte, Fast Food oder Zucker weglässt.

Hast du dein Ziel erreicht, so kannst du jederzeit wieder auf eine leichtere Form des Intervallfastens umstellen. Du bist hier ganz flexibel, wichtig ist nur, dass es sich gut für dich anfühlt.

Varianten des intermittierenden Fastens

Bei meinen Recherchen bin ich auf eine Vielzahl von verschiedenen Arten gestoßen, wie das intermittent fasting durchgeführt werden kann.

Begriffe wie 10in2, Fast-5-Diet, Warrior Diet, Leangains, Eat Stop Eat, Alternate Day Fasting sind nur ein paar Namen, die man immer wieder im Zusammenhang mit der Ernährungsform findet.

Auch Ausdrücke wie etwa 6:1, 5:2, 16:8, 18:6 oder 20:4 sind nicht etwa Fußball-Ergebnisse, sondern bezeichnen Varianten des intermittierenden Fastens.
Was sich genau dahinter versteckt möchte ich dir nun erläutern:

10in2-Variante

Die 10in2-Variante (eins – null – in – zwei) oder auch Alternate Day Fasting genannt, ist die wohl intensivste und auch härteste Methode des intermittierenden Fastens und definitiv nicht für ohnehin schon schlanke Personen geeignet.

Dabei wechseln sich Essen und Fasten im 24 Stunden-Takt ab, man darf also einen Tag lang Nahrung und Kalorien zu sich nehmen, am nächsten nicht. Und genau diesen Rhythmus hält man die ganze Woche lang durch.

Hierbei ist aber wichtig zu wissen, dass man auch am Fastentag ein paar Kalorien zu sich nehmen darf. Frauen können so 500 kcal und Männer 600 kcal aufnehmen.

Du solltest hier unbedingt darauf achten,

dass du nährstoffreiche Nahrung zu dir nimmst, wie beispielsweise grüne Smoothies oder ähnliches, damit du länger ein Sättigungsgefühl hast und der Fastentag leichter fällt.

Achte außerdem darauf, viel genug zu trinken, denn auch das füllt den Magen und dämpft das Hungergefühl.

Varianten 5:2 und 6:1

Die beiden Varianten 5:2 und 6:1 werden auch als Eat Stop Eat Methoden bezeichnet. Auch hier gibt es jeweils ein 24 Stunden-Fenster in dem nicht gegessen werden darf, woraufhin man dann wieder 24 Stunden lang ganz normal Kalorien konsumieren kann.
Bei der 5:2 Variante sind es, wie du dir vielleicht schon denken kannst 2 24-stündige Fastentage pro Woche, bei der

6:1 Methode ist es nur einer.

Dabei ist es genauso wie beim Alternate Day Fasting erlaubt, am Tag der Abstinenz dennoch minimal Kalorien aufzunehmen.

Außerdem ist es sehr angenehm, dass man sich die Fastentage flexibel so legen kann, wie sie einem am besten in den Alltag passen.

16:8-Variante

Die 16:8-Variante oder auch Leangains genannt, ist wohl eine der beliebtesten Methoden des Intervallfastens.
Und das ist eigentlich auch nur zu verständlich, da hierbei die Schlafenszeit als Fastenzeit mit eingeplant wird und bereits einen Großteil der Phase ohne Nahrungsaufnahme abdeckt.

Beim Leangains befindet man sich nämlich grundsätzlich 16 Stunden in der Fastenphase und darf dann 8 Stunden lang normal essen. Das wiederum bedeutet im Grunde genommen nur, dass du entweder das Frühstück oder das Abendessen ausfallen lassen musst.

Da viele Personen es jedoch als sehr unangenehm empfinden, mit leerem Magen schlafen zu gehen und morgens sowieso kaum etwas essen können, fällt mehrheitlich das Frühstück aus. Du kannst dir das aber grundsätzlich so legen, wie es für dich am besten passt.

Wenn du also um 18:00 Uhr deine letzte Mahlzeit gegessen hast, dann darfst du am nächsten Morgen bereits um 10:00 Uhr ein spätes Frühstück / ein frühes Mittagessen genießen.

Bist du jedoch eine Person, die beispielsweise sehr gerne abends ausgeht und im Restaurant ist, dann kannst du auch dazu übergehen, als erste Mahlzeit des Tages sehr spät zu Mittag zu essen.

Es könnte theoretisch auch sein, dass du keinesfalls ohne Frühstück außer Haus gehen möchtest, dann mach das auch nicht, verzichte in diesem Fall aber auf das Abendessen.

Du kannst dir dabei die Zeiträume für Fasten und Essen so legen wie du möchtest. Ob du nun um 16:00 oder um 20:00 Uhr deine letzte Mahlzeit des Tages zu dir nimmst und du am nächsten Morgen dafür früher oder später dein erstes Gericht isst, bleibt ganz dir, deinem Tagesplan und deinem Gefühl überlassen. So wie es sich für dich am besten anfühlt, ist es genau richtig.

Das Gute an der 16:8-Variante ist auch, dass sie sich super in den Alltag integrieren lässt. Egal ob du Student, berufstätig oder schon in Rente bist, dadurch, dass du tagsüber quasi normal essen darfst und lediglich eine Mahlzeit entfällt, die für viele sowieso eine Qual ist, sind für dein alltägliches Leben kaum Einschränkungen gegeben.

Und selbst wenn du beispielsweise arbeitsbedingt auf eine Tagung fährst, bei der es Buffet-Frühstück gibt, oder du auf eine Hochzeit eingeladen bist, bei der auch um 22:00 Uhr noch Essen serviert wird, dann ist das überhaupt kein Problem.

Setze an diesen Tagen einfach flexibel aus und mache mit dem Fasten dann weiter, wenn es für dich passt.

Speziell für ohnehin schon recht schlanke Personen ist es sowieso nicht ratsam, jeden Tag zu fasten, da dies meistens mit Gewichtsverlust einher geht und dann sogar gesundheitsschädlich werden kann. Beginne beispielsweise einfach mit zwei Tagen Fasten die Woche und beobachte, wie es sich für dich anfühlt, steigern kannst du das Ganze im Laufe der Zeit immer noch, wenn du merkst, dass es dir gut tut.

Varianten 18:6, 20:4 und Fast-5-Diet

Auch diese drei Varianten bezeichnen unterschiedlich lange Pausen während der Fastenphase.

So dauert beim 18:6 Intervall-Fasten die Zeitspanne, in der man keine Kalorien zu sich nehmen darf 18 Stunden, woraufhin man 6 Stunden lang Zeit hat, um wieder

Nahrung zu sich zu nehmen.

Die Variante 20:4, die auch Warrior Diet genannt wird, beschreibt den Essensrhythmus von 20 Stunden fasten zu 4 Stunden Nahrungsaufnahme. Die Fast-5-Diet liegt genau zwischen drin, man hat hier 5 Stunden Zeit, um die benötigten Nährstoffe aufzunehmen, die restlichen 19 Stunden werden gefastet.

Diese Varianten, bei der die Fastenzeiten länger und die Essenszeiten kürzer sind, sind grundsätzlich für Personen mit größeren Gewichtsproblemen oder starkem Übergewicht geeignet.

Es ist hierbei allerdings von Vorteil, wenn du, um die Variante entsprechend umsetzen zu können, beispielsweise in Teilzeit oder im Homeoffice arbeitest, da sie sich nicht mehr ganz so einfach in den Alltag einbauen lassen. Auch ist es unter

anderem für Eltern schwieriger, in diesem
Rhythmus zu fasten, als für Singles.

Du solltest dir also vorher darüber klar
werden, welche Variante sich für dich am
besten eignet, damit du den Spaß an der
Umsetzung nicht verlierst und motiviert
bleibst.
Allerdings sollte man auch die Kirche im
Dorf lassen, nicht jede Stunde muss
immer genau auf die Sekunde eingehalten
werden. Vielleicht ist dir aufgefallen, dass
es bei den Arten des intermittierenden
Fastens, die einen täglichen Wechsel
zwischen Essen und nicht Essen vorsehen,
zwar eine Vielzahl von Möglichkeiten gibt,
die Unterbrechung der Fasten-Phase
unterscheidet sich jedoch bei den
vorgesehenen Varianten um ein bis zwei
Stunden.

Besser ist es dann, die Zeiten von Essen
und nicht Essen flexibel an deinen

Tagesrhythmus anzupassen. Lieber wartest du einmal eine halbe Stunde mehr oder weniger mit der Nahrungsaufnahme, als das Ganze zu starr auszuführen und zu dem Ergebnis zu kommen, dass es für dich nicht geeignet ist.

Wichtig ist jedoch, dass immer mindestens 16 Stunden gefastet werden, denn es dauert etwa 12 bis 16 Stunden, bevor im Körper die positiven Effekte eintreten, die durch das Fasten hervorgerufen werden sollen.

Positive Effekte des intermittierenden Fastens

Du wunderst dich, was nun genau die positiven Effekte und Vorteile des intermittierenden Fastens sind? Ich möchte dir erzählen, was ich im Selbstversuch an Verbesserungen festgestellt habe und auch, was meine Recherchen so ergeben haben.

Das intermittent fasting bringt nämlich durchaus recht viele sehr schöne und angenehme Seiten, die sich sowohl psychisch als auch physisch auswirken können.

- Zunächst einmal bemerkte ich, als ich erfolgreich auf den Ernährungsrhythmus 16:8 umstellte, wie sehr viel einfach der Start in den Tag ist. Ich musste mir endlich keine Gedanken mehr darüber machen, was ich frühstücken werde.

Vielmehr begann ich, auf meinen Körper zu hören, denn mir fiel es sowieso immer ziemlich schwer, morgens etwas essen zu können. Damit lösten sich eine ganze Reihe von Problemchen:

Meine Sorgen beispielsweise, ob ich das, was ich esse, gut vertragen werde oder ob ich dadurch vielleicht wieder Verdauungsprobleme bekommen. Dadurch bin ich jetzt auch gleich nach dem Aufstehen nicht mehr gestresst, entnervt und komme auch nicht mit gesundheitlichen Problemen, wie Bauchgrummeln, Magenschmerzen oder ähnlichem in der Arbeit an.

Mein „Frühstück" gegen den ersten Hunger am Morgen besteht nun aus einer Tasse Kaffee, die ich in meinem Büro genießen kann. Und da ich nun gefühlt auch sehr viel konzentrierter und effektiver arbeiten kann, vergeht die Zeit bis zum Mittagessen wie im Flug.

Auch wer keine Probleme nach dem Frühstück hat, der wird merken, dass er vormittags effektiver arbeiten kann, da der Körper und der Organismus keine Energie für die Verdauung aufwenden muss. So kannst du deine volle Kapazität ausschöpfen und vormittags richtig klotzen, anstatt zu kleckern.

• Als nächstes ist mir aufgefallen, dass ich nun mehr Zeit und mehr Geld zur Verfügung habe. Wie denn das? Nun zum einen verliere ich morgens keine

Zeit mehr, mir zu überlegen, was ich frühstücke, dann die Mahlzeit zubereite, sie esse und schließlich die Küche wieder sauber mache. Ich komme also früher in der Arbeit an und kann entsprechend auch wieder früher nach Hause gehen.

Und selbst wenn du keine flexiblen Arbeitszeiten hast, kannst du zumindest länger ausschlafen und wirst deshalb auch ausgeruhter sein.

Das Mehr in meinem Geldbeutel ergibt sich natürlich daraus, dass ich jetzt fürs Frühstück keine Lebensmittel mehr einkaufen muss. Das gesparte Geld investiere ich nun in qualitativ hochwertigere Produkte für meine anderen Mahlzeiten oder gehe mit Freunden zum Essen.

Auf jeden Fall konnte ich durch das intermittierende Fasten so meine Lebensqualität steigern.

- Vielleicht hast du auch schon ein paar Diäten hinter dir, die mit Hungern, Kalorien zählen, speziellen Nahrungsmitteln und einigem Aufwand mehr verbunden war? Und ein paar Monate danach tritt dann doch wieder der gefürchtete Jojo-Effekt ein, der die Ergebnisse des Leidens zunichtemacht, ja das Gewicht sogar noch weiter steigt, als vor der Diät? Echt frustrierend, oder?!

Auch ich habe dieses Phänomen nicht nur einmal selbst miterlebt oder auch bei Freunden beobachtet, doch mit dem intermittierenden Fasten ist der Jojo-Effekt sehr erfreulicherweise ausgeblieben.

Und das liegt daran, dass es sich hierbei eigentlich um einen für den menschlichen Körper günstigen Ernährungsrhythmus handelt, also eher um eine Essgewohnheit, als um eine Diät. Hat man einmal damit angefangen und kommt in den Genuss der positiven Effekte, hört man mit dem Intervallfasten auch nicht mehr auf.

So kann man ohne weiteres sein Wunschgewicht halten. Auch die Frustration, die sich sonst nach den Diäten einstellt und die dann auch oft mit Frust-Essen verbunden ist, bleibt aus.

- Oftmals brechen Personen, die zum ersten Mal Heilfasten ausprobieren, den Versuch wieder ab, da sie Probleme wie Reizbarkeit, depressive Stimmung, Erschöpfung, Schlafstörung, Schwindel,

Schweißausbrüche, Kreislaufprobleme, Kopfschmerzen oder sogar das Gefühl bekommen, krank zu werden. Aufgrund des vollständigen Verzichts auf kalorienhaltige Nahrung über mehrere Tage hinweg verfällt der Körper in eine sogenannte Fastenkrise und reagiert mit eben diesen negativen Symptomen.

Genauer gesagt sind diese Krankheitserscheinungen die Auswirkungen der Umstellung der Energiegewinnung des Körpers. Normalerweise nutzt der Organismus die gespeicherten Kohlenhydrate (also die Vorräte an Glycogen), um Energie zu gewinnen. Wenn diese aufgebraucht sind, greift er auf die Fettreserven zurück.

Beim Heilfasten muss der Körper die Energiegewinnung sehr schnell umstellen, da keine Kohlenhydrate mehr aufgenommen und die Reserven recht schnell aufgebraucht sind. Er beginnt also, sowohl Fette, aber auch Proteine abzubauen, aufgrund dessen vermehrt Stoffwechselprodukte und sogenannte Schlacken (Abfallprodukte des Körpers) ins Blut gelangen. Diese Stoffe wieder abzubauen ist eine hohe Belastung für den Körper, welche die Fastenkrise auslösen.

Beim intermittierenden Fasten bleibt diese Krise jedoch aus, da man täglich mindestens eine kleine Menge Nahrung zu sich nimmt. Selbst bei den Varianten, bei denen die Fastenphase mindestens 24 Stunden andauert, bleiben die negativen Folgen der Fastenkrise aus, da du ja auch hier als Frau 500 kcal und als Mann 600 kcal zu dir nehmen darfst.

- Das Intervallfasten ist meines Erachtens sehr viel leichter umzusetzen und auch in den Alltag einzubauen, als beispielsweise ein Saft-Fasten, Smoothie-Fasten oder irgendeine Diät. Grundsätzlich heißt es beim intermittierenden Fasten entweder essen oder nicht essen, aber du brauchst nicht irgendwie aufwändig Kalorien zählen, Smoothies, Säfte oder andere Spezialnahrung vorzubereiten.

Außerdem kann man sich die Fastentage und die Fastenzeiten recht flexibel legen, so wie sie am Besten in den Alltag passen, sodass man auch auf Familienfeiern, Geburtstage, Abendessen im Restaurant oder andere Genussmomente nicht verzichten muss. Hier kannst du die Fastentage einfach drum herum legen.

Mal ganz abgesehen davon, dass die meisten Diäten oder Fasten-Kuren auf kurze Dauer ausgelegt und dafür umso intensiver sind, was sowohl für den Körper als auch für die Psyche wiederum eine größere Belastung darstellt und es daher bei weitem schwieriger ist, sie durchzuführen.

Das intermittierende Fasten hingegen läuft quasi nebenher mit und nach einiger Zeit wirst du es gar nicht mehr merken, dass du dich an einen speziellen Ernährungsrhythmus hältst.

- Weiterhin wurde und wird immer noch wissenschaftlich erforscht, wie sich das Intervallfasten auf den menschlichen Körper und die Gesundheit auswirkt. So soll sich der Ernährungsrhythmus positiv auf Übergewicht, Alzheimer oder sogar Krebs auswirken, und dadurch lebensverlängernd wirken.

Einen Überblick über die gesundheitlichen und körperlichen Begünstigungen durch das Intervallfasten findest du im nächsten Kapitel.

Aber eines muss ich an dieser Stelle tatsächlich festhalten: Seit ich selbst intermittierend faste, fühle ich mich leistungsfähiger, belastbarer, konzentrierter und war kaum mehr krank.

Gesundheit, was bringts?

Grundsätzlich könnte man ja denken, dass es für den Körper eher schädlich ist, wenn man ihm nicht genügend Nahrung gibt und steht deshalb dem Fasten sehr skeptisch gegenüber. Dazu gibt es allerdings beim intermittierenden Fasten keinen Grund, denn die bisher erfolgten Studien, sowohl an den Tieren als auch am Menschen, sind durchwegs positiv.

Im Gegenteil wird dieser Ernährungsrhythmus sogar mit der Vermeidung oder Linderung einer Vielzahl an Krankheiten in Verbindung gebracht.

Dabei wird immer davon ausgegangen, dass die dann zu sich genommenen Mahlzeiten gesund, vollwertig und ausgewogen sind und man nicht übermäßig isst. Insbesondere werden dem intermittent fasting folgende positiven Auswirkungen zugesagt:

- **Reduktion von Gewicht und Körperfett bei gleichbleibender Muskelmasse**

  Der wohl bekannteste positive gesundheitliche Effekt und Grund, warum viele Menschen überhaupt intermittierend fasten, ist die Aussicht, Gewicht bzw. Körperfett zu verlieren.

  Das System beim Intervallfasten ist hierbei besonders genial, da die Kalorien sozusagen von zwei Seiten angegriffen werden. Einerseits verringert man durch mindestens ein fehlendes Gericht am Tag die Kalorienaufnahme, wodurch die körpereigenen Reserven, also die

Fettreserven zur Energiegewinnung abgebaut werden müssen.

Andererseits belegen Studien, dass der Kalorienverbrauch im Körper erhöht wird, da durch kurzes Fasten oder wie hier durch kurze Fastenintervalle der Stoffwechsel angekurbelt wird und sogar um die 10 % gesteigert werden kann.

In Studien wurde auch festgestellt, dass im Gegensatz zu anderen Diäten beim intermittent fasting kaum Muskeln abgebaut werden. Und diese Muskeln wollen natürlich auch mit Energie versorgt werden, wodurch ein höherer Kalorienverbrauch zu verzeichnen ist.

- **Einfluss auf Insulin- und Blutzuckerspiegel**

Das intermittierende Fasten hat

weiterhin einen äußerst positiven Einfluss auf den Insulin- und Blutzuckerspiegel. Dadurch, dass man nämlich weniger Kalorien aufnimmt, braucht die Bauchspeicheldrüse nicht mehr so viel Insulin ausschütten, um diese zu verarbeiten.

So bleibt dein Blutzucker- und Insulinwert nahezu konstant und vor allem niedrig. Forschungen haben ergeben, dass sich durch das Intervallfasten der Blutzuckerspiegel um bis zu 6 %, der Insulinspiegel sogar um bis zu 30 % senken lässt.

Dies sind Spitzenwerte, wenn man bedenkt, dass ein aus dem Ruder geratener Blutzuckerspiegel für Beeinträchtigungen wie Akne, Krebs, Hormonstörungen, Depressionen oder chronischen Entzündungen wie beispielsweise Diabetes mellitus Typ 2 oder Alzheimer und einige andere sorgt.

Auch für Menschen, die zur Risikogruppe gehören, an Diabetes Typ 2 zu erkranken, sind das klasse Ergebnisse, die sich ganz ohne Medikamente erzielen lassen.

Außerdem wurde nachgewiesen, dass nach einer Fastenperiode von 23 Stunden ein 90-minütiges Lauftraining keinerlei Beeinträchtigung des Blutzuckerspiegels zur Folge hat. Vielmehr wird dann im Körper das menschliche Wachstumshormon hgh (human growth hormon) vermehrt ausgeschüttet, was wiederum zu einer erhöhten Fettverbrennung und gleichzeitig einem höheren Muskelaufbau verhelfen kann.

Trotzdem gilt: Wenn du bereits an

Diabetes leidest und trotzdem gerne intermittierend fasten möchtest, lasse dich dabei unbedingt von einem Arzt begleiten.

- **Regulierung des Blutdrucks**

Weiterhin können auch Menschen mit zu hohem Blutdruck vom intermittierenden Fasten oft dahingehend profitieren, dass dieser gesenkt wird und sich in sehr vielen Fällen sogar wieder im Normalbereich einpendelt.

Bluthochdruck und ein zu hoher Blutzucker- sowie Insulinspiegel werden dabei oft miteinander in Verbindung gebracht, da die Bauchspeicheldrüse und der Stoffwechsel durch zuckerhaltige Nahrungsmittel anregt werden.

Doch wenn diese Werte im Ungleichgewicht liegen, steigt damit auch das Risiko für kardiovaskuläre, sprich für Herz-Kreislauf-Erkrankungen, wie Herzinfarkt oder Schlaganfall. Begünstigt werden diese Krankheiten vor allem auch durch die Überernährung der heutigen Zeit, bei welcher zu viele zuckerhaltige Lebensmittel konsumiert werden. Die Herz-Kreislauf-Erkrankungen gehen nicht selten mit einem erhöhten Sterberisiko einher, das leicht gesenkt werden könnte, indem man den Ernährungsrhythmus umsetzt und gesund intermittierend fastet.

Vor allem auch in einer Vielzahl von Studien mit Nagetieren und anderen Spezies wurde mehrfach belegt, dass das Intervallfasten zu einer Verbesserung der Werte führt, die kardiovaskuläre Erkrankungen hervorrufen.

Wissenschaftliche Untersuchungen am Menschen wurden zwar noch nicht in großem Umfang durchgeführt, jedoch konnte auch bei stichprobenartigen Tests intermittierend fastender Personen ähnlich positive Erkenntnisse getroffen werden.

- Positive Beeinflussung des Cholesterinspiegels
Durch das Intervallfasten wird auch der Cholesterinspiegel sehr positiv beeinflusst, dahingehend, dass der schädliche Cholesterinwert LDL (Low-Density-Lipoprotein), der für Gefäßverkalkungen und somit für Krankheiten wie Arteriosklerose verantwortlich gemacht wird, gesenkt. Gleichzeitig soll der die Gefäße schützende, gute Cholesterinwert HDL (High-Denity-Lipoprotein)

entsprechend gesteigert werden können.

Hier werden oftmals Studien über im Fastenmonat Ramadan fastende Muslime herangezogen, die diese positive Veränderung des Cholesterinspiegels belegen. Und auch wenn hier das Fasten aus religiösen Gründen stattfindet, handelt es sich doch um eine Art des intermittierenden Fastens, da ja auch hier nur während bestimmter Stunden Nahrung aufgenommen werden darf.

- Einfluss auf die Blutfettwerte
  Bei den Studien der im Ramadan fastenden Personen wurde jedoch nicht nur die positive Entwicklung des Cholesterinspiegels nachgewiesen. Vielmehr lassen diese Untersuchungen ebenfalls den Schluss zu, dass durch die oben genannten verbesserten

Werte (Blutzucker und Cholesterin) auch die Blutfettwerte günstig beeinflusst werden, wodurch das Risiko, der Entstehung von Krankheiten, die das Herz oder die Gefäße betreffen deutlich gesenkt werden kann.

- **Positiv fürs Gehirn**

Intermittent fasting soll sich auch positiv auf das Gehirn auswirken, da dadurch das Hormon brain-derived-neurophic-factor (BDNF) einen erhöhten Wachstumsfaktor aufweist. So sollen Krankheiten wie Depressionen und andere Probleme, die vom Gehirn ausgehen, gelindert oder eine Entstehung vermieden werden.

- **Entschlackung des Körpers**

Fasten wir mindestens einen halben Tag, beginnt im Körper ein genialer Prozess: Grundsätzlich ist es so, dass Restbestandteile von Eiweißmolekülen, die unser Körper im Rahmen des Stoffwechsels aufgebraucht hat, als Zellmüll in unseren Zellen abgelagert werden. Diesen Müll bezeichnet man auch als sogenannte Schlacken.

Personenabhängig fängt nach frühestens 12 bis 16 Stunden der Organismus an, diesen Eiweißmüll mithilfe von Enzymen aufzuspalten und zu recyceln. Es werden daraus nämlich neue Proteine hergestellt, die der Körper dazu benötigt, um beispielsweise Antikörper, Muskulatur oder ähnliches aufzubauen. Der Eiweißmüll wird dann für die

Produktion all derer Substanzen verwendet, für deren Herstellung Proteine benötigt werden.

Dieses Recycling von Schlacken ist einzigartig und kann durch Sport beim intermittierenden Fasten sogar noch intensiviert werden, da auch hierbei der Körper auf den alten Proteinmüll zurückgreift.

- **Positiver Einfluss bei Krebs**

Beim Recycling der Schlacken entstehen neue Strukturen im Körper, die in dieser Form tatsächlich nur beim Fasten und nur bei extrem fettreicher, kohlenhydratarmer Ernährung entstehen – die sogenannten Ketonkörper. Bei den Ketonkörper handelt es sich um Moleküle, die dafür verantwortlich sind, wir während einer Fastenphase überleben, denn sie sorgen dafür, dass wir mit ausreichend Energie aus den noch vorhandenen eisernen Reserven versorgt werden.

Studien haben ergeben, dass sich Ketonkörper und Krebszellen überhaupt nicht vertragen.

Krebszellen lieben nämlich Zucker und benötigen diesen für ihr Wachstum und um zelleigene Schutzfunktionen zu bilden. Die Ketonkörper hingegen entstehen, wie bereits erwähnt, bei extrem zuckerarmer Ernährung.

Haben wir eine hohe Konzentration dieser speziellen Moleküle in unserem Körper, können diese die Aufnahme und Verwertung von Zucker durch die Krebszellen verringern. Und obwohl die Krebszellen eigentlich nicht sterben können, wird ihnen durch die Arbeit der Ketonkörper die Nahrung genommen, was zum natürlichen Zelltod führen kann. Diese bösartigen Zellen sterben ab und es können dank der fehlenden Nahrung auch keine neuen Zellen nachwachsen.

Dass diese Beobachtung in Untersuchungen gemacht wurde, war umso wichtiger, da die Krebszellen mit zunehmender Aggressivität auch immer mehr Zucker benötigen, da dies deren einzige Energiequelle ist.

Weiterhin gibt es durch die kohlenhydratarme Ernährung, also die Ernährung ohne Zucker auch keine starken Schwankungen des Insulinspiegels, der Wert bleibt konstant niedrig. Da Insulin jedoch ebenfalls als Wachstumsförderer von Krebszellen angesehen wird, hat das Intervallfasten auch diesbezüglich einen positiven Einfluss auf die

Krankheit.

Krebspatienten sollen daher unbedingt immer in Absprache mit dem behandelnden Mediziner intermittierend fasten, da sich dies sehr positiv auf die Behandlung auswirkt und so zusätzliche Krebszellen vernichtet werden können.

- **Verringerung von oxidativem Stress**

Im Stoffwechsel des menschlichen Körpers werden reduzierende und reaktive oder auch sogenannte oxidative Sauerstoffverbindungen, die zu den freien Radikalen zählen, produziert. Normale Zellen des Organismus produzieren und lagern selbst reduzierende und oxidative Stoffe, um reduzierende und oxidative Stoffe im Körper neutralisieren zu können.

Liegt nun ein Ungleichgewicht zwischen diesen beiden Substanzen vor, wird dadurch die Entgiftungs- und Reparaturfunktion einer Zelle überfordert, wodurch diese geschädigt wird.

Auch kann dies eine Schädigung der DNA und somit die vorzeitige Alterung des Organismus und eine geringere Lebenserwartung zur Folge haben. Außerdem wird der oxidative Stress mit Krankheiten wie Morbus Parkinson, Morbus Alzheimer, Schlaganfall, ALS (nicht heilbare, degenerative Erkrankung des motorischen Nervensystems), Arteriosklerose, Herzkrankheiten und einigem mehr in Verbindung gebracht.

Ausgelöst werden kann dieser oxidative Stress durch eine Vielzahl von Umwelteinflüssen, wie zum Beispiel durch Umweltbelastungen, UV-Strahlung, Rauchen, Stress, Medikamente oder auch noch einigen anderen.

Durch das intermittierende Fasten nimmt der Körper während der Fastenphase weniger Energie auf, wodurch weniger reaktive Sauerstoffverbindungen in den Zellen produziert werden. Im Gegenteil werden die Zellen durch die sanfte aber positive Belastung des Organismus robuster und produzieren mehr Antioxidantien, die die freien Radikale neutralisieren.

Die Wahrscheinlichkeit, dass die oben genannten Krankheiten also durch oxidativen Stress verursacht werden, kann also durch das Intervallfasten stark gesenkt werden.

Die Umstellung leicht gemacht

Super, denkst du dir bestimmt, all diese positiven Effekte möchte ich auch für mich spüren, ich möchte auch intermittierend fasten.

Das dachte ich mir auch, aß noch ein letztes Abendessen, bevor es losgehen sollte und am nächsten Tag wollte ich keine Nahrung zu mir nehmen. Ich dachte, wenn ich schon intermittierend faste, dann möchte ich das auch richtig machen und nicht nur ein paar Stunden.

Meine Motivation war groß.... und mein Hunger auch. Ich fuhr also das erste Mal seit sehr vielen Jahren ohne Frühstück in die Arbeit, doch dort lief es alles andere als geplant. Bereits am frühen Vormittag bekam ich solchen Hunger, dass ich an nichts anderes denken konnte, als ans Essen.

Jede Faser meines Körpers schrie förmlich nach Nahrung, sodass ich mich irgendwann verzweifelt geschlagen geben musste, in die Kantine ging und mir ein schönes belegtes Brot und eine gesüßte Saftschorle kaufte.

Das kann so nicht funktionieren, dachte ich frustriert und machte mich nochmals daran, zu recherchieren, denn so leicht wollte ich mich nicht geschlagen geben. Und die Ergebnisse überraschten mich, gaben mir aber auch gleichzeitig neue Motivation, nochmals mit dem Intervallfasten zu beginnen, dieses Mal aber langsamer. Denn Folgendes hatte ich herausgefunden:

Vor allem wenn du normalerweise sehr viele Kohlenhydrate zu dir nimmst, kann der Einstieg in das intermittierende Fasten recht schwierig werden, da du bisher nie wirklich Hunger zugelassen hast.

Sprich, du hast gegessen, wodurch durch die kohlenhydratreiche Nahrung der Blutzuckerspiegel in deinem Körper zunächst stark angestiegen, danach aber auch wieder schnell abgefallen ist. Durch diesen schnellen Abfall signalisiert der Organismus, dass er Nachschub an Essen braucht, damit er nicht in Unterzucker fällt.

Typische Anzeichen eines schnellen Blutzuckerabfalls sind Zittern, Schwindel, Schwäche, schlechte Laune, Aggressionen, Unwohlsein und auch Heißhungerattacken.

Wenn du nun von jetzt auf gleich in die Fastenphasen gehst, wirst du vermutlich ähnliche Probleme haben, wie ich, denn so ist es richtig schwer, das Hungergefühl auszuhalten.

Sehr viel leichter wird es hingegen, wenn du deinen Körper zunächst einmal daran hinderst, ständig das Insulin schnell ansteigen zu lassen. Somit vermeidest du auch dessen starken Abfall mit einhergehenden Heißhungerattacken zu vermeiden.

Und das geht am einfachsten, indem du einfach sämtliche Produkte mit einem hohen Kohlenhydratanteil zunächst reduzierst und dann ganz weglässt.

Dazu gehören beispielsweise, Kartoffeln, Reis und andere Getreide-Arten oder Getreideprodukte, aber auch Fruchtsäfte, Fertigprodukte und zuckerhaltige

Nahrungsmittel.

Nimm dir einfach ein bis zwei Wochen, wenn du länger brauchst, gerne auch drei oder vier, um täglich weniger Kohlenhydrate zu konsumieren:

- Setze dich zunächst eine halbe Stunde hin und schreibe dir alle Dinge auf, die du normalerweise konsumierst, lasse dabei auch die Snacks zwischendurch, Getränke oder die Süßigkeiten, die du vor dem Fernseher naschst, nicht aus.

- Lasse dann täglich oder jeden zweiten Tag ein weiteres Produkt auf deiner Liste weg. Achte hier darauf, dass du möglichst verteilt vorgehst, also nicht zuerst alle Kohlenhydrate vom Frühstück, dann vom Mittagessen und dann vom Abendessen, da der Körper so mehr mit dem Zuckermangel zu kämpfen hat. Besser wäre es, zuerst am Vormittag, dann am Nachmittag, als nächstes beim Mittag- und Abendessen, dann beim Frühstück ein Teil weg zu lassen, also schön verteilt. So bekommt der Körper zwar sehr viel weniger Kohlenhydrate, kann sich aber dadurch auch besser an den Entzug gewöhnen, da er so zwischendrin immer wieder eine kleine Dosis erhält.

Wenn du dann nach zwei bis drei Wochen Umstellung das Gefühl hast, dass du nun weniger Hunger zwischen den Hauptmahlzeiten hast, dann kannst du mit dem intermittierenden Fasten beginnen. Übertreibe aber auch hier nicht:

Starte am besten an einem Wochenende, an dem du lange ausschlafen kannst. Fange erst einmal mit der 16:8-Variante an, iss ein frühes Abendessen, geh dann schlafen und schlafe so richtig lange aus. Wenn du um 17:00 Uhr deine letzte

Mahlzeit zu dir genommen hast, darfst du nämlich am nächsten Morgen bereits um 09:00 Uhr wieder etwas essen. Also eigentlich gar nicht mehr so schwer.

Und wenn du dich mit dieser Variante gut fühlst, kannst du je nach persönlichem Ziel und Gefühl die Zeitabstände zwischen den einzelnen Essensphasen steigern, aber nur in dem Maße, dass es sich für dich gut anfühlt.

Bleibe außerdem flexibel, du musst nicht jeden Tag fasten, kannst auch nur mit zwei bis drei Tage die Woche beginnen und dich dann je nach Gefühl langsam steigern.

Ich habe beispielsweise mit zwei Tagen die Woche begonnen und habe das auch nie geändert, da ich mich so einfach wohl fühle und glücklich bin. Und trotzdem ich nur an so wenigen Tagen faste, ist mein

Gewicht langsam aber stetig gefallen und mein persönliches Wohlbefinden sehr stark gestiegen.

10 Tipps für ein erfolgreiches Fasten

Gehen dir jetzt auch Gedanken durch den Kopf, wie beispielsweise „Aber ich esse doch viel zu gerne, um das durchzuhalten!", „Das schaffe ich doch nie!" oder „Das wird bestimmt wieder eine Aktion, die mich im Nachhinein mehr frustriert, als dass sie mir hilft!"

Tja diese Gedankengänge kenne ich und doch sind sie eigentlich gar nicht notwendig, denn das intermittierende Fasten ist gar nicht so schwierig, wie du vielleicht glaubst. Doch wenn du immer noch Zweifel hast, ob du es schaffen kannst, dann schau dir einfach die nachfolgenden Tipps an.

Damit ist dir der Weg für ein erfolgreiches Fasten geöffnet, so bist du ganz bestimmt erfolgreich:

- **Habe einen Plan!**

  Damit ist nicht nur gemeint, dass du dir sagst „Ich mache die 16:8-Variante", denn so bringt das recht wenig, wenn du beispielsweise im Anschluss nicht im Griff hast, was und wie viel du während der Essensphase zu dir nimmst. Im Gegenteil kann das sogar nach hinten losgehen, wenn du zunächst fastest und dich dann mit allem vollstopfst, was dir vor die Finger kommt.

  Belastest du nämlich deinen Körper mit ungesundem Essen, kann es sein, dass du dich sehr viel schlechter, schlapper und müder fühlst, auch deine Laune kann darunter extrem leiden und in den Keller sinken. Mach dir also auch unter anderem Gedanken über folgende Dinge:

- Wie oft und an welchen Tagen in der Woche möchtest du gerne fasten? Denn denk immer daran, es ist keine Verpflichtung die ganze Woche intermittierend zu fasten, du kannst dir auch nur ein paar Tage herauspicken, an denen es dir am besten passt.

- Von wann bis wann möchtest du gerne die Essensphasen in deinen Alltag einbauen? Verzichtest du lieber auf ein Frühstück oder auf ein Abendessen?

- Weiterhin solltest du dir klar werden, wie oft und wie viel du essen möchtest.

- ° Abhängig davon kannst du dir überlegen, was du gerne essen möchtest. Ist das einigermaßen gesund und ausgewogen? Natürlich solltest du hier nicht alles auf die Goldwaage legen und darfst gerne das Essen, was dir schmeckt und worauf du Lust hast, allerdings solltest du nicht jeden Tag Fastfood essen, alles in Maßen und nicht in Massen.

- **Bleibe trotzdem flexibel!**

Auch wenn du dir einen Plan gemacht hast, denke immer daran: Du sollst dich mit dem Fasten wohlfühlen. Wenn du also beispielsweise auf eine Hochzeit oder Geburtstagsfeier eingeladen bist, bei der du weißt, es gibt den ganzen Tag über bis spät in die Nacht hinein etwas zu essen, dann brauchst du darauf nicht verzichten.

Sei hier ganz flexibel, setze diese Tage aus und baue deine Fastentage einfach um die Ereignisse herum. Auch wenn du von einem solchen Ereignis erst sehr kurzfristig erfährst, kannst du spontan einfach das Fasten aussetzen. Dadurch lässt sich das intermittierende Fasten auch ganz einfach in deinen Alltag mit einbauen, ohne dass du dich (wie beispielsweise bei normalen Diäten) von Feiern, Treffen mit Freunden oder ähnlichen Genussmomenten und angenehmen Terminen ausgrenzen musst.

Denn nur, wenn du dich durch das intermittent fasting nicht selbst einschränkst, wirst du daran Freude finden und auch dabei bleiben.

- **Überesse Dich nicht während der Essensphase**

Klar, wenn du beispielsweise mit der 16:8-Variante fasten möchtest, musst du in kürzerer Zeit mehr Nährstoffe aufnehmen, damit keine Mangelernährung entsteht.

Wenn du nun allerdings zum Mittag richtig schwer und fettig isst und du danach das Gefühl hast, zu platzen, dann war das keine so gute Idee. Im Gegenteil wirst du wohl am Nachmittag kaputt in deinem Bürostuhl hängen und kaum mehr etwas leisten, da der Körper die ganze Energie für die Verdauung aufwenden muss.

Ebenso wird wohl keine Energie für Bewegung und Sport am Abend vorhanden sein, da du einfach eine zu

große Mahlzeit zum falschen Zeitpunkt
zu dir genommen hast.

Außerdem, wenn du dich in den
Essensphasen so vollstopfst, dass du
dich nicht mehr bewegen kannst bzw.
du nicht mehr leistungsfähig bist, dann
machst du dir all die positiven Effekte
des Fastens wieder kaputt.

Es ist daher sehr wichtig, dass du
versuchst, normal und maßvoll zu
Essen. Und damit dir das gelingt, gibt
es einen recht einfachen Trick, um
bewusst, konzentriert und langsam zu
essen:

Bei einem normalen Gericht, das man
mit dem Besteck isst, kannst du
beispielsweise zuerst einen Bissen in
den Mund nehmen. Lege dann das
Besteck auf den Teller und beginne zu
kauen und zwar so lange, bis das Essen

im Mund zu einem flüssigen Brei geworden ist. Dafür sind etwa 30 bis 40 Mal kauen notwendig. Schlucke das Essen hinunter und nimm erst dann das Besteck wieder auf, um den nächsten Bissen zu nehmen.

Nach etwa 20 Minuten wirst du plötzlich ein Sättigungsgefühl verspüren, auch wenn du vielleicht nur die Hälfte von dem gegessen hast, was du normal in der Zeit schaffen könntest. Solange du eine ausgewogene und nährstoffreiche Ernährung zu dir nimmst, wirst du dich nach den Mahlzeiten zwar satt aber trotzdem leistungsfähig fühlen.

Durch diese Methode isst du wesentlich konzentrierter, mengenmäßig weniger und belastest auch deine Verdauung weniger. Dabei ist es ganz egal, ob du abnehmen möchtest oder einfach nur gesünder leben, diese Methode ist für jeden geeignet.

- **Iss aber auch nicht zu wenig während der Essensphase**

Selbst wenn dein Ziel ist, abzunehmen, ist es ungesund und kontraproduktiv, während der Essensphase nicht viel genug Nahrung bzw. Nährstoffe zu sich zu nehmen. Denn in diesem Fall würde sich der Organismus auf eine Hungersnot einstellen und den Energieverbrauch auf „Sparflamme" umstellen. Sprich der Körper würde einfach versuchen, weniger Energie zu verbrauchen, um bis zum Ende der Hungersnot über die Runden zu kommen.

Und nicht nur, dass der Organismus dann weniger Energie verbraucht, gleichzeitig wird auch alles abgebaut, was der Körper nicht benötigt, Muskeln zum Beispiel.

Langfristig gesehen hätte dies zur Folge, dass deine Laune in den Keller sinkt, du dich schlecht fühlen wirst und auch gesundheitliche Beeinträchtigungen und Schädigungen eintreten können.

Plane also gut, wann du was und vor allem wie viel du essen magst. Wenn du von vollwertiger Ernährung bisher kaum Ahnung hast, dann informiere dich am besten vorher darüber, damit das, was du zu dir nimmst auch die vom Körper benötigten Nährstoffe enthält. Und das bringt uns auch zum nächsten Tipp:

- **Versuche, dich gesund zu ernähren!**

  Auch wenn es beim intermittierenden Fasten keine Restriktion während der Essensphasen gibt, solltest du dennoch darauf achten, dich einigermaßen gesund zu ernähren.

  Wenn du in der kurzen Zeit, die dir noch fürs Essen bleibt, beispielsweise nur Kohlenhydrate zu dir nimmst, dann hast du in der Fastenphase kein leichtes Spiel. Dadurch steigt nämlich dein Blutzuckerspiegel nicht nur zuerst stark an, sondern fällt anschließend auch wieder stark ab, wodurch dein Körper mit Heißhungerattacken reagiert.

  Lebensmittel, die Weißzucker enthalten, fallen hier ebenfalls in die Kategorie ungesundes Essen.

Oder denke einfach daran, wenn du beispielsweise nur Fastfood oder sehr fette Nahrungsmittel isst, dann versorgst du damit deinen Körper mit ungesunden oder sehr nährstoffarmen Lebensmitteln.

Wenn du das über einen längeren Zeitraum machst, kann das Mangelerscheinungen verursachen oder dazu führen, dass das intermittierende Fasten keine Wirkung zeigt. Im Gegenteil ist es sogar möglich, dass du dich nach einiger Zeit schlechter fühlst, als vor dem Beginn des neuen Ernährungsrhythmus.

Und auch wenn du grundsätzlich auch das Essen darfst, was dir schmeckt und worauf du Lust hast, versuche trotzdem unbedingt, dich ausgewogen, vollwertig und gesund zu ernähren.

Beim intermittent fasting kommt es weniger auf die Quantität des Essens, als vielmehr auf dessen Qualität an. Wenn du das Gefühl hast, dich nicht so richtig auszukennen, dann nimm dir, bevor du mit dem Intervallfasten beginnst, unbedingt die Zeit, dich darüber zu informieren.

- **Verzichte, wenn möglich, auf das Frühstück**

Immer wieder stellt sich die Frage, auf welche Mahlzeit man am besten verzichten sollte, wenn man intermittierend Fasten möchte. Und grundsätzlich ist dazu zu sagen, dass das jeder nur für sich selbst beantworten kann.

Viele Personen sind so an ihr Frühstück gewohnt, oder essen dieses auch gerne, dass es für sie einen recht hohen Stressfaktor darstellen würde, dies umzustellen. Auch besteht dann die Gefahr, beim Mittagessen extrem hungrig zu sein und dann ohne Maß und viel zu viel zu essen.

Allerdings zeigte nicht nur das Leben unserer Vorfahren, der Sammler und Jäger, dass wir nicht zwingend ein Frühstück brauchen, sondern auch eine Vielzahl von Naturvölkern ernährt sich dahingehend, dass sie nur zu Mittag und zu Abend essen.

Auch gibt es Studien, in denen behauptet wird, dass Frühstücken nicht nur nicht notwendig, sondern auch vergleichbar ungesund ist, wie rauchen:

Wenn man im Zeitraum zwischen 12 und 20 Uhr seine Mahlzeiten zu sich nimmt, also das Frühstück ausfallen lässt, dann verdaut und verstoffwechselt der Organismus die aufgenommenen Nährstoffe bis in die Morgenstunden.

Der Vormittag würde dann für den Ausscheidungsprozess gebraucht werden. Wenn man aber nun frühstückt, so muss der Körper die Energie aufwenden, um diese Mahlzeit zu verdauen und hat weniger bis keine Energiereserven für den Ausscheidungsprozess mehr übrig.

Dadurch bleiben die Stoffe, die der Organismus eigentlich loswerden wollte, im Körper, was dahingehend recht ungünstig ist, dass sich dabei auch Giftstoffe ansammeln.

Es ist also durchaus eher zu empfehlen, auf das Frühstück zu verzichten, wenn es dir irgendwie möglich ist und dich nicht zu sehr belastet. Du kannst hier auch langsam umstellen: Zunächst isst du am Wochenende deine letzte Mahlzeit am Tag um 17.00 Uhr, dann kannst du am nächsten Tag lange ausschlafen und bereits um 09.00 Uhr spät frühstücken. Und diesen Rhythmus schiebst du einfach Stück für Stück weiter nach hinten, so lange, bis du kein Frühstück mehr brauchst und mit Mittag und Abendessen auskommst.

- **Iss am Abend keine Kohlenhydrate**

Wenn du dich für das Mittag- und Abendessen entschieden hast, solltest du möglichst darauf achten, am Abend wenige Kohlenhydrate zu konsumieren. Versuche also am besten, vollwertig zu Essen und auf jeden Fall auf Einfachzucker zu verzichten.

Diese verhindern nämlich, dass das Hormon Melatonin, das wir zum Einschlafen benötigen, gebildet wird, sodass es zu Problemen beim Ein- und Durchschlafen kommen kann. Schlafen ist jedoch gesund und hilft dir, die Fastenphase leichter zu überstehen.

Wenn dieses Schlafhormon nicht gebildet wird, kann der Organismus außerdem kein Wachstumshormon bilden, das für die Zellreparatur verantwortlich wäre.

- **Trinke gegen den Hunger**

Oftmals fühlen wir uns hungrig, aber in Wirklichkeit mag das vielleicht nur die Kompensation für andere Dinge sein, wie beispielsweise Langeweile oder Appetit. Und diesem „Hunger" kannst du oftmals mit ein wenig Geschmack beispielsweise eines

Kräutertees entgegentreten.

Das Loch im Magen kann also mit Flüssigkeit gefüllt werden. Außerdem erleichterst du so deinem Organismus das Ausscheiden von Schlacken.

Aber Achtung: Es sind nur Wasser, ungesüßte Tees und Kaffee erlaubt, also nur kalorienfreie Getränke. Dein Tee oder Kaffee sind zum Beispiel auch nicht mit Milch erlaubt, aber du kannst sie mit kalorienfreien Zuckerersatzstoffen wie Kokosblütenzucker oder Birkenzucker süßen.

- **Vorsicht vor zu viel Koffein**

Es ist allgemein bekannt, dass Koffein den Appetit hemmt, weshalb viele Menschen beim Fasten gerne auf Kaffee zurückgreifen, um die Zeit ohne

Nahrungsaufnahme besser zu überstehen. Dagegen ist auch grundsätzlich nichts einzuwenden.

Aber es gilt auch hier „weniger ist oft mehr": Bei Kaffee auf nüchternen Magen geht das Koffein direkt ins Blut über und wirkt sehr viel schneller aber auch sehr viel unkontrollierter, als wenn der Magen bereits anderen Lebensmitteln gefüllt ist.

Durch das Koffein wird im Körper Insulin und Kortisol ausgeschüttet, welches die Wirkung von Adrenalin stärkt. Dieses bricht Zucker aus den Zellen heraus und schwemmt diesen ungehindert ins Blut, wodurch wir ein Leistungshoch erhalten.

Ist doch gut, könntest du dir jetzt denken und grundsätzlich stimme ich dir zu. Aber je mehr Zucker wir im Blut haben und je höher dieser Wert getrieben wird, desto schneller fällt der Wert auch wieder ab und das kostet den Körper extrem viel Energie, wir fühlen uns schlapp, müde, ausgepowert.

Es ist also nicht unbedingt ratsam, auf nüchternen Magen drei bis vier Tassen Kaffee zu trinken, da wir uns dann schnell nicht mehr wohl fühlen.

Aber wie gesagt, gegen eine Tasse Kaffee am Morgen ist nichts einzuwenden, wirkt diese aber nicht gegen den Hunger, solltest du dir überlegen, ob du grundsätzlich genug isst. Während oder am Ende der Essensphase hilft es auch oft, etwas Bitteres zu essen, wie beispielsweise ein Stück Bitterschokolade, denn dies entfaltet ähnliche Wirkung wie Kaffee.

- **Der Erfolg beginnt im Kopf**

Du hast natürlich die Möglichkeit, bei jedem kleinsten Hungergefühl zu sagen „Das halte ich doch nie durch!", oder wenn du bei der Umstellung vielleicht leichte Kreislaufprobleme bekommst, zu denken „Das schaffe ich niemals!" Aber genauso wirst du auch scheitern, da uns unser Unterbewusstsein bei der Umsetzung dieser Gedanken unglaublich steuert und unterstützt.

Wenn du dir aber Gedanken in die Richtung machst wie „Wie kann ich das am besten durchhalten?" oder „Ich bin stark, ich kann das schaffen!", dann fällt es wesentlich leichter, auch die schwierigeren Phasen des intermittierenden Fastens zu überstehen.

Und wenn du noch weitere Hilfe oder Unterstützung benötigst, dann mache gleichzeitig etwas für deine Seele: Yoga oder Meditieren hilft ausgezeichnet, um auf positive Gedanken zu kommen und eine positive Einstellung zu finden.

Das wird dir auch beim nächsten Punkt helfen können:

- **Bleib motiviert – gib nicht gleich auf**

Anfangs kann das intermittierende Fasten eine richtige Herausforderung sein, vor allem wenn du gewohnt bist, zwischendurch immer wieder einen kleinen Snack zu essen. Entsorge zunächst einmal alle deine verbliebenen Snack-Vorräte, denn wenn nichts vorhanden ist, kommst du auch nicht in Versuchung. Und auch, wenn es zwei bis drei Wochen dauert, bis du dich mit dem neuen

Ernährungsrhythmus angefreundet hast, halte auf jeden Fall durch, du schaffst das!

Erzähle Freunden, Familie und vielleicht sogar Arbeitskollegen von deinem Vorhaben, denn wenn du einmal schlecht gelaunt bist, weil du Hunger hast, aber nichts Essen darfst, können sie das Verhalten nicht nur leichter verstehen. Im Gegenteil glaubst du gar nicht, wie wertvoll ihre Ablenkung und ihre Unterstützung sein kann.

Noch besser ist es natürlich, wenn du dir als weitere Motivation und Unterstützung Mit-Faster suchst. Zusammen funktioniert es wesentlich einfacher, schwere Zeiten überstehen, aber auch Erfolge zu erzielen. Ihr könnt euch gegenseitig unterstützen und anfeuern, Erfahrungen austauschen und Erfolge feiern.

Außerdem kann es sehr motivierend sein, wenn du den Erfolg des intermittierenden Fastens regelmäßig misst: Miss vor Beginn dein Gewicht sowie deinen Blutzucker und Taillenumfang, schreibe dir die Werte auf und vergleiche sie dann in wöchentlichen oder zweiwöchentlichen Abständen. Du wärst erstaunt, wie schnell positive Effekte erkennbar sind.

Fasten und Sportler

Du bist gerade so richtig schön in den Fastenrhythmus gekommen und jetzt wirst du von Freunden gefragt, ob du dich mit ihnen sportlich betätigen möchtest? Sport gehört ohnehin zu deiner Leidenschaft und du möchtest aber gerne auch das intermittierende Fasten ausprobieren.

Doch passt Sport und Fasten zusammen? Dafür gibt es eine klare Antwort: Ja.

Zwar wurden in mehreren Studien Profisportler getestet, ob sie während des intermittierenden Fastens Ihre Leistung steigern können, was in der Mehrheit der Fälle verneint wurde, im Gegenteil sagen einige Ergebnisse, dass die Leistung sogar leicht abgenommen hat. Allerdings hat man als Hobby-Sportler hier kein Problem.

Den gerade durch das Intervallfasten und eine gesunde, vollwertige und ausgewogene Ernährung sorgst du dafür, dass sich dein Insulinspiegel im Blut wieder reguliert, wodurch du auch Mahlzeiten besser verwerten kannst.

Dadurch gehören nicht nur Hunger und Schwindel der Vergangenheit an, auch wenn du mehrere Stunden nichts isst. Vielmehr wirst du während dem Fasten sowohl geistige als auch körperliche Höchstleistung bringen können.

Idealerweise solltest du den Sport so in den Fastenplan einbauen, dass du einige Stunden nach der letzten Mahlzeit körperlich aktiv wirst.

Denn so hat dein Organismus das Essen bereits verdaut und damit sogar genügend Energie und Nährstoffe, um einen aufbauenden anabolen Stoffwechsel anzuregen. Dazu zählt neben dem Bau und der Reparatur von beschädigten Zellen, der Bluterneuerung, Stärkung des Abwehrsystems, der Heilung von Wunden oder der Zellerneuerung im Körpergewebe eben auch der Aufbau von Muskeln.

Wenn du den aufbauenden Stoffwechsel zusätzlich noch unterstützen möchtest, kannst du das durch eine zusätzliche Proteinversorgung machen. Hier solltest du darauf achten, proteinreiche Lebensmittel zu dir zu nehmen, wie Schweinelende, Soja, Nüsse, Champignons, Hülsenfrüchten und Getreide.

Du kannst aber auch auf Nahrungsergänzungsmittel zurückgreifen, wie beispielsweise Lupinen-, Reis-, Haferprotein usw.

Durch regelmäßigen Sport und proteinreiche Nahrung wird nicht nur die Muskulatur gestärkt und aufgebaut, sondern es wird auch dein kollagenes Bindegewebe gestärkt. Auf Wiedersehen Cellulite, herzlich Willkommen schöne und straffe Haut.

Intermittierendes Fasten und die ketogene Ernährung

Am Ende möchte ich noch auf ein Thema eingehen, auf das ich bei meinen Recherchen immer wieder gestoßen bin und das ich auch bei meinem Umstieg auf das intermittierende Fasten berührt habe.

Es wird sehr häufig diskutiert, ob eine Kombination aus Intervallfastens und mit ketogener Ernährung, also aus zwei recht modern gewordenen Ernährungsformen möglich und vor allem Gesund sein kann.

Die Antwort ist klar und deutlich: Ja, denn das Intervallfasten wird sehr gut durch die Ernährungsform ergänzt, bei der man lediglich maximal 30 g Kohlenhydrate pro

Tag zu sich nehmen soll. Vor allem der
Einstieg in das intermittent fasting ist sehr
viel einfacher, wenn man zuvor bereits
auf ketogene Ernährung umgestellt hat.

Auch wenn man in kurzer Zeit sehr viel
Gewicht verlieren oder seine Muskeln
besser definieren möchte, ist eine
Kombination aus den beiden Methoden
effektiver, als eine alleine.
Untersuchungen zeigen, dass eine
Verknüpfung beider Ernährungsformen
eine der effektivsten Möglichkeiten ist,
seinen Anteil an Körperfett zu senken.

Zudem wirst du nicht nur die ganzen
positiven Effekte verspüren, die durch das
Intervallfasten eintreten können. Auch die
ketogene Ernährung bringt eine Menge
Vorteile mit sich, vor allem bezogen auf
die eigene Gesundheit.

Dazu zählen unter anderem eine gesteigerte körperliche und geistige Leistungsfähigkeit, eine Linderung oder gar Heilung von Diabetes Typ 2, ein positiver Einfluss auf Herzrasen, Magenschmerzen, Übelkeit, Migräne, eine Verbesserung des Hautbildes und sogar eine bessere Kontrolle von Epilepsie und der damit einhergehenden möglichen Reduktion von Medikamenten.

Wenn du allerdings an Epilepsie leiden solltest, musst du die Ernährungsumstellung unbedingt von einem Arzt begleiten und überwachen lassen.

Dies sind doch eine ganze Menge positive Entwicklungen, die du verspüren kannst, wenn du das intermittierende Fasten mit der ketogenen Ernährung kombinierst. Auch wenn du jetzt vielleicht die Befürchtung hast, dass die Umstellung dadurch noch schwieriger und komplizierter wird, kann ich dir hier die Angst nehmen. Diese beiden Ernährungsformen ergänzen sich nämlich nicht nur in ihren jeweils eigenen Vorteilen, sondern auch in der Umsetzung:

Während durch das Intervallfasten die Symptome der Keto-Grippe gedämpft werden können, sorgt die ketogene Nahrung dafür, dass du die Fastenphasen leichter durchstehst. Bei normaler Ernährung würde durch die Aufnahme von Kohlenhydraten der Insulinspiegel im Körper schnell ansteigen, danach aber auch genauso schnell wieder abfallen.

Dein Organismus hat also das Gefühl, in Unterzucker zu fallen und reagiert mit dem einzig Logischen: HUNGER! Und das ist während der Fastenphase natürlich etwas, das man überhaupt nicht haben

möchte, auf die Heißhungerattacken kann
man verzichten.

Wenn du nun aber kaum mehr
Kohlenhydrate mehr aufnimmst, sondern
dem Körper Proteine und Fette als
Energiequelle zur Verfügung stellst, dann
bleiben Blutzucker- und Insulinspiegel
stabil niedrig.

Es gibt also keinen Grund für deinen
Körper, nach Hunger zu schreien, was
natürlich sehr viel hilfreicher ist. So lässt
es sich leichter aushalten, 16, 18 oder
sogar noch mehr Stunden ohne
Nahrungsaufnahme auszukommen.

Doch auch bei der Kombination aus den
beiden Ernährungskonzepten gilt, dass du
nicht übertreibst darfst. Du solltest dir
auch hier im Vorhinein dazu Gedanken
machen, wie viele Kalorien und
Nährstoffe du aufnehmen möchtest und

in welcher Form.

Wenn du beispielsweise abnehmen möchtest, solltest du trotzdem versuchen, weniger Nährstoffe aufzunehmen, allerdings sollten diese maximal 10 bis 20 % unter dem Normal-Tagesbedarf zu liegen.

Näherst du dein Defizit weiter an deinen täglichen Normalbedarf an, verzichtest du also beispielsweise nur auf 5 % der Nährstoffe, dann wirst du trotzdem an Gewicht verlieren, aber langsamer.

Die 20 % Defizit solltest du jedoch nicht bzw. nur kurzfristig überschreiten, damit dein Körper nicht in den Sparmodus schaltet. Als Faustregel gilt, du solltest etwa 26 Kalorien pro Kilogramm Körpergewicht zu dir nehmen.

Dabei ist darauf achten, dass 80 % deiner aufgenommenen Nährstoffe aus Fett, 15 % aus Proteinen und lediglich 5 % aus Kohlenhydraten bestehen. Und diese Kohlenhydrate sollten möglichst keine Einfachzucker, also schnell verwertbare Zucker sein. Industriezucker und der in Fastfood oder Fertigprodukten befindliche Zucker ist hier nicht zu empfehlen, viel gesünder hingegen sind hier die Kohlenhydrate, die sich beispielsweise in natürlicher Form im Gemüse finden.

Achte aber auch hier darauf, dass sich die Ernährungsweise gut für dich anfühlt und du dich nicht zu dessen Einhaltung zwingen musst. Vor allem wenn du das Ziel hast abzunehmen, ist besonders die Freude an der Ernährung wichtig, damit du auch dabei bleibst und nicht nach kurzer Zeit wieder in alte Gewohnheiten zurückfällst.

Wenn du beide Ernährungsformen
kombinieren möchtest, fange unbedingt
mit der Umstellung von deinen bisherigen
Essensgewohnheiten auf ketogene
Ernährung an. So lernst du zunächst, dein
Hungergefühl kontrollieren zu können,
bevor du im zweiten Schritt erst versuchst
zu fasten. Denn so wirst du garantiert
Erfolgserlebnisse verzeichnen können, die
dich vor Frustration und einem Abbruch
deines Vorhabens schützen.

Zusammenfassung

Egal, ob du nun Gewicht verlieren, deine Muskeln besser zur Geltung bringen oder einfach nur gesünder leben möchtest, ist das intermittierende Fasten genau die Ernährungsmethode.

Ob du dies nun mit der ketogenen Ernährung kombinierst oder einfach nur so versuchst, während der Essensphasen gesunde und vollwertige Nahrung zu dir zu nehmen, bleibt ganz dir und deinem Gefühl überlassen und ist natürlich auch abhängig von deinem persönlichen Ziel.

Denn für bereits recht schlanke Menschen, die sich dann auch noch während des Intervallfastens ketogen ernähren, kann dies durchaus genau das

Gegenteil erwirken und zu gesundheitlichen Problemen und Schädigungen führen.

Willst du jedoch, dass die Pfunde purzeln, dann kann es jedoch durchaus sinnvoll sein, beide Methoden miteinander zu kombinieren, da das Ergebnis so schneller sichtbar wird.

Egal, wofür du dich entscheidest, achte darauf, nicht zu streng mit dir selbst zu sein und den Spaß und die Freude in den Vordergrund zu stellen.

Denn nur so wirst du auch motiviert am Ball bleiben und kannst am Ende von den positiven Effekten des intermittierenden Fastens profitieren. Solange du die Ernährungsweise nicht als lästige Pflicht, sondern als etwas Angenehmes betrachten kannst, das vielleicht sogar Spaß macht, wirst du lange durchhalten können. Sollte dir dennoch einmal die Motivation fehlen, gib nicht gleich auf: Suche dir Mit-Faster oder Freunde und Familie, die dich anfeuern, aufmuntern und unterstützen.

Und nicht vergessen: Höre auf deinen Körper und mach nur das, was dir gut tut! In jedem Fall wünsche ich dir sehr viel Spaß auf deinem Weg in ein gesünderes Leben mit mehr Wohlbefinden und Lebensqualität.

Dein
Dirk Bald

Vielen Dank

Ich hoffe, ich konnte mit diesem Ratgeber einen Beitrag leisten und Dir neue Wege zu einem gesünderen Leben aufzeigen.

Ich wünsche dir bei der Umsetzung viel Erfolg.

Wenn dir dieses Buch gefallen hat, dann würde ich mich über eine ehrliche Rezension sehr freuen!

Der Grund, warum ich um Rezensionen bitte:

<u>Leser-Rezensionen sind das Überlebenselixier einer jeden Autorenkarriere!</u>

Vielen Dank für Deine Unterstützung!

Dein
Dirk Bald

Zuckerfreie Ernährung
Diabetes effektiv bekämpfen!

Du suchst nach einem gesunden Lebenstil, möchtest etwas für deine Figur tun oder willst dein Diabetes Typ 2 bekämpfen? Dann ist dieser Ratgeber genau der Richtige für dich.

Hier erfährst du alles Notwendige über Zucker, seine Auswirkungen auf den Körper und wie du am besten davon loskommst. Auch wo sich überall der Industriezucker versteckt und unter welchen Bezeichnungen die Zuckerindustrie versucht diesen zu verschleiern.

Außerdem findest du einen 30-Tages-Plan und viele Tipps und Tricks um dein Vorhaben erfolgreich umsetzen zu können.

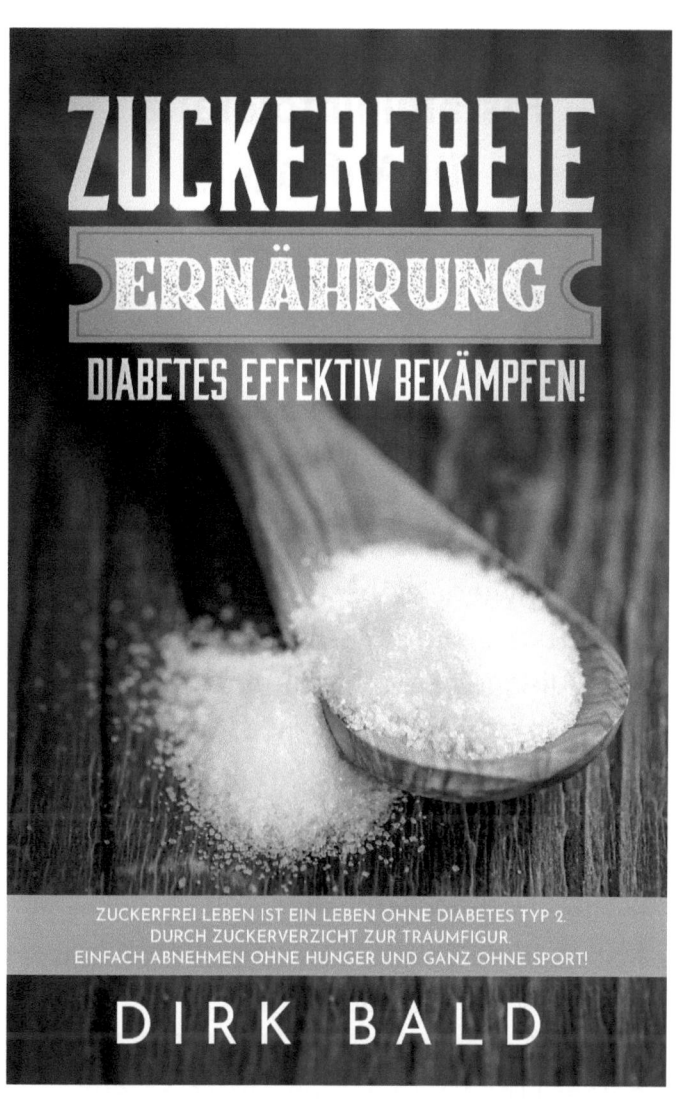

https://dirk-bald.de/tbzuckerfrei

Histaminintoleranz für Anfänger

Lebensmittelallergie oder Histaminunverträglichkeit?

Immer mehr Menschen bemerken, dass sie an einer Lebensmittelunverträglichkeit leiden. Dabei sind die Symptome sehr vielfältig, sodass eine exakte Diagnose recht schwierig zu bestimmen ist. Oft ist auch zunächst der Verdacht vorhanden, eine Allergie gegen bestimmte Lebensmittel zu haben. Ist es wirklich eine Allergie oder doch eine Histamin-Intoleranz?

In diesem Buch erfährst du alles Notwendige über die Histamin-Intoleranz, die Auswirkungen auf deinen Gesundheitszustand und worauf du bei deiner Ernährung achten musst. Erkenne den Unterschied zwischen einer Lebensmittelallergie und einer Histaminunverträglichkeit.

Außerdem findest du Tipps und Trick für den Alltag sowie detaillierte Lebensmittel-/Medikamentenlisten. So bist du bei deinem nächsten Einkauf / Arztbesuch gewappnet und somit auf der sicheren Seite.

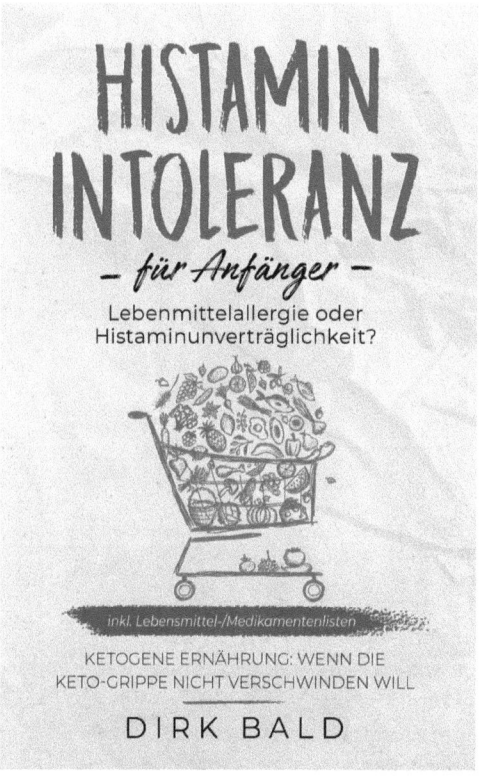

https://dirk-bald.de/histaminbuch

Quellen:

www.zentrum-der-gesundheit.de/intermittierendes-fasten-ia.html

www.gutegesundheit.net/fasten-intermittierendes/ernaehrungsberatung

www.ahead-nutrition.com/blogs/ahead-academy/intermittierendes-fasten